AF475869

DES

TOXINES EN DERMATOLOGIE

COMMUNICATION AU CONGRÈS INTERNATIONAL DE MÉDECINE

(MOSCOU, AOUT 1897)

PAR

H. HALLOPEAU

Agrégé à la Faculté de médecine de Paris
Médecin de l'hôpital Saint-Louis
Membre de l'Académie de médecine.

PARIS

G. MASSON ET Cie, ÉDITEURS

120, BOULEVARD SAINT-GERMAIN

1897

DES

TOXINES EN DERMATOLOGIE

COMMUNICATION AU CONGRÈS INTERNATIONAL DE MÉDECINE

(MOSCOU, AOUT 1897)

PAR

H. HALLOPEAU

Agrégé à la Faculté de médecine de Paris
Médecin de l'hôpital Saint-Louis
Membre de l'Académie de médecine.

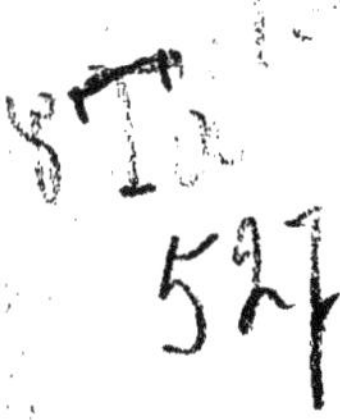

PARIS

G. MASSON ET Cie, ÉDITEURS

120, BOULEVARD SAINT-GERMAIN

1897

DES TOXINES EN DERMATOLOGIE

L'introduction de la notion des toxines dans l'interprétation des phénomènes pathologiques doit être considérée comme un progrès aussi fécond en conséquences doctrinales et pratiques que la découverte, par l'histologie, des unités cellulaires et que celle des microbes ; on peut dire qu'elle constitue une véritable révolution, car elle a modifié de fond en comble l'interprétation de la plupart des faits morbides : il suffit, pour s'en convaincre, de lire les ouvrages des initiateurs, MM. A. Gautier, Bouchard et Pasteur, et ceux de leurs continuateurs, parmi lesquels nous citerons, en première ligne, MM. Charrin, H. Roger, Pouchet, Hayem, Roux, Vaillard, Yersin, Leloir, Chantemesse et Vidal parmi les Français; Selmi, Brieger, Koch, Nencki, Gamaleia, Behring et, comme dermatologue, Tommasoli, à l'étranger.

Nous croyons utile de résumer ici les acquisitions nouvelles qui en ont résulté pour la dermatologie.

Que faut-il entendre par toxines? — Nous appliquons cette dénomination à *toutes les substances morbifiques produites par des êtres vivants.*

Ces substances sont d'origine et de nature diverses.

La condition essentielle de leur production est *l'activité cellulaire.*

A chaque activité cellulaire appartient la genèse de produits qui lui sont propres et qui peuvent rester incorporés à l'élément anatomique, s'accumuler dans le tissu ambiant, pénétrer dans la circulation lymphatique ou sanguine, s'éliminer primitivement ou secondairement avec les produits de sécrétion, d'où l'apparition possible de phénomènes morbides, au point de vue qui nous occupe, soit dans un territoire limité du tégument externe, soit en diverses parties de sa surface, soit dans sa totalité. Ils peuvent se développer chez le sujet générateur des toxines ou chez d'autres êtres vivants auxquels est transmis le produit nocif.

Le champ des toxines, ainsi conçues, est des plus vastes puisqu'il comprend, non seulement tous les venins et poisons, mais aussi tous les produits de sécrétion et de désassimilation des organismes vivants et des parasites qui s'y multiplient ; bien plus, les tissus, et surtout les liquides normaux de chaque espèce vivante, peuvent devenir nocifs pour d'autres espèces : nous en citerons, comme un exemple frappant, les éruptions provoquées chez l'homme, et aussi chez la génisse, par l'injection du sérum du cheval.

M. A. Gautier, en étudiant ces produits au point de vue de la chimie et de la biologie, est arrivé à les grouper en trois grandes classes sous les noms de *leucomaïnes*, de *ptomaïnes* et de *toxines proprement dites* (1).

L'action nocive des toxines ne s'exerce pas dans des conditions identiques chez tous les sujets ; il faut tenir compte, au plus haut degré, du mode de réaction de l'individu contre chaque espèce d'agents infectieux : c'est ainsi que, chez la plupart, les piqûres de puces se traduisent par du prurit et de simples ecchymoses et que, chez d'autres, il s'y ajoute une élevure ortiée ; et le même sujet, aux différentes périodes de son existence, peut offrir ces diverses réactions sous l'influence de ces toxines ou leur devenir réfractaire ; de même, certaines personnes, en raison de la prédisposition que l'on nomme *idiosyncrasie,* ont de l'urticaire chaque fois qu'elles ingèrent certains aliments, tels que divers mollusques, des crustacés, des fraises, de la charcuterie, du vin de quinquina, etc. ; de même, l'antipyrine, dont l'ingestion ne détermine, chez la plupart des sujets, aucune altération cutanée, provoque, chez quelques-uns, l'apparition de dermatoses toujours identiques chez le même individu ; de même, nous avons démontré, avec M. L. Wickham, en 1888 (2), que la toxine de la tuberculose peut, contrairement à la règle, devenir pyogène, sans le concours d'aucun autre microbe, chez un sujet prédisposé.

En un mot, la *loi suivant laquelle il faut tenir compte, dans la genèse d'une maladie, non seulement de l'agent morbifique, mais aussi du terrain que lui offre l'individu soumis à son action et des conditions dans lesquelles cet individu se trouve au moment où cette maladie peut se produire, est éminemment applicable aux toxines.*

(1) Les leucomaïnes de M. Gautier sont des alcaloïdes normalement produits dans les organes de l'animal vivant ; les ptomaïnes sont à fonction alcaloïdique et dérivent des microbes ; les toxines proprement dites sont des poisons protéiques diastasiques ou à fonctions mal définies : M. Gautier a reconnu que des alcaloïdes analogues à ceux de la putréfaction se développent dans les cellules de nos tissus au cours de la vie normale ; il a constaté que la formation de composés alcaloïdiques dans les organes de l'animal constituent une fonction jusque-là méconnue de la vie cellulaire ; elle résulte d'une fermentation anaérobie avec perte d'acide carbonique ; ces études ont été confirmées et continuées par celles de Selmi.

(2) HALLOPEAU et L. WICKHAM. Sur la genèse des suppurations tuberculeuses. *Congrès pour l'étude de la tuberculose*. Paris, 1888.

Dans cette étude, nous nous occuperons surtout des toxines proprement dites, mais nous passerons cependant en revue, dans leur ensemble, les différentes classes de poisons organiques; il y a, en effet, intérêt à comparer les actions pathogénétiques de ces divers produits et à mettre en relief, à ce point de vue, leurs grandes analogies.

Les toxines peuvent être engendrées en dehors de l'organisme et y pénétrer suivant des modes divers, ou s'y développer, soit par la mise en jeu anormale des activités cellulaires, soit aux dépens de parasites: on peut donc les diviser en *exogènes, endogènes* et *d'origine mixte.*

Toxines exogènes. — Les accidents cutanés provoqués par ces agents, sont, pour la plupart, connus depuis longtemps; nous ne ferons que rappeler leurs caractères d'ensemble.

Nous indiquerons successivement l'action nocive que peuvent exercer sur le tégument externe les toxexogènes d'origine *animale* et celles d'origine *végétale.*

Les produits toxiques qu'engendrent les animaux peuvent pénétrer dans l'organisme, soit par l'intermédiaire de piqûres ou de morsures, soit par l'ingestion, soit par de simples contacts.

Nous citerons, dans la première catégorie, les toxines des ophidiens, des insectes, des poissons, des arachnides, des myriapodes, d'un petit nombre de crustacés, de mollusques et d'échinodermes; dans la seconde, celles de certains mollusques; dans la troisième, celles des cantharides, des mylabres et des méloés.

C'est, le plus souvent, par l'intermédiaire de glandes modifiées que les animaux sécrètent des venins.

Il résulte des recherches de M. A. Gautier, de Phisalix, de Bertrand, que le *principe actif de ces venins se rapproche singulièrement des toxines sécrétées par les microbes pathogènes : c'est un ferment soluble* (1).

Les altérations qui se produisent au niveau de la partie directement lésée par les *toxexogènes* d'origine animale consistent en des *érythèmes*, des *œdèmes*, des *vésications*, des *suppurations*, du *sphacèle;* dans certains cas, l'éruption a des caractères tout spéciaux : telles sont les *taches ardoisées* de la phthiriase pubienne (Moursou).

Il est très probable que la mélanodermie si remarquable que provoquent les *pediculi corporis* est due à une action analogue; on est aussi en droit de penser que les dermites liées à la présence, dans les cheveux, de *pediculi* ne sont pas dues seulement à leur action mécanique, mais bien plutôt à l'action irritante du produit qu'ils sécrètent.

(1) L'action nocive des venins n'est que l'exagération d'un fait commun à tous les animaux. M. Gautier a établi que la salive humaine est un poison pour les oiseaux.

De même, les lésions de la gale, et particulièrement le prurit intense qu'elle provoque, ainsi que les éruptions polymorphes qui surviennent concurremment, sont dues sans doute, comme le veulent nos classiques, à des toxines sécrétées par l'acare.

Les dermatoses liées à l'ingestion de ces toxexogènes d'origine animale s'observent plus rarement : nous citerons seulement l'urticaire, souvent œdémateuse, que provoque, chez des sujets prédisposés, l'ingestion de certains mollusques et surtout des moules. Peut-être faut-il y ajouter certaines poussées eczémateuses.

Il faut encore ranger, parmi les toxexogènes, celles que l'on introduit dans l'organisme avec les *injections de sérum*.

Elles ont été observées, en premier lieu, par M. Roux, après des injections de sérum de chevaux immunisés contre la diphtérie ; mais depuis lors, il a été reconnu que des effets semblables peuvent être provoqués par le sérum provenant d'animaux sains et d'espèces très différentes.

Les éruptions ainsi produites peuvent survenir du cinquième au vingt-cinquième jour : elles sont donc *précoces* ou *tardives*.

Elles peuvent être *ortiées*, *morbilliformes* ou *scarlatiniformes*.

Suivant M. Dubreuilh, les éruptions précoces sont plus souvent ortiées, les tardives érythémateuses ; les unes et les autres peuvent se manifester chez un même sujet.

Assez fréquemment, l'éruption commence à se produire au voisinage du point inoculé pour s'étendre ensuite plus ou moins rapidement et parfois se généraliser.

Les caractères objectifs de ces éruptions peuvent varier beaucoup ; c'est ainsi que l'on distingue encore des *érythèmes marginés*, *en cocarde*, *papuleux*, etc.

Dans la forme rubéolique, on voit, au début, de petites taches rouges, en forme de croissants ou de demi-cercles. Elles peuvent devenir confluentes et recouvrir alors de larges surfaces ; elles s'accompagnent habituellement d'un *prurit* intense et sont le plus souvent suivies d'une *desquamation généralement peu abondante et en disproportion avec l'intensité de l'éruption.*

Les *toxexogènes* d'*origine végétale* peuvent également exercer leur action directement sur le tégument ou après absorption et par l'intermédiaire du sang.

L'irritation locale peut se traduire de même par la production d'*érythèmes*, d'*urticaire*, de *vésicules*, de *pustules*, de *bulles*, d'*ecchymoses* ou d'*eschares*.

Ici encore, il s'agit de troubles dans l'innervation vasculaire et trophique, provoqués par l'action des toxines sur les centres périphériques d'innervation : on ne peut guère, par exemple, s'expliquer autrement les localisations, parfois très circonscrites, et toujours identiques, chez le même sujet, des éruptions provoquées par l'antipyrine (1).

Parmi les végétaux qui émettent des toxines pathogènes pour la peau, nous devons une mention spéciale aux champignons des teignes. Pour eux, comme pour les agents précédemment énumérés, on ne peut se rendre compte de l'action pathogénétique exclusivement par l'action mécanique irritante qu'ils exerceraient; s'il en était ainsi, tous devraient donner lieu à des altérations très analogues, sinon identiques : on sait qu'il n'en est rien et que les champignons englobés jusqu'à Sabouraud sous le nom de trichophyton diffèrent par leur action pathogénétique, à tel point qu'un clinicien exercé peut facilement en faire le diagnostic, par l'examen des parties atteintes, avant toute étude histologique; ces différents modes d'action ne peuvent s'expliquer que par l'intervention de toxines distinctes.

L'existence de ces toxines a été démontrée effectivement pour le fin bacille que l'on trouve dans la séborrhée du cuir chevelu; M. Sabouraud a reconnu que l'injection de ces produits sous la peau d'un lapin y détermine, à distance éloignée, de l'alopécie.

M. Sabouraud attribue à cette même toxine la genèse de la pelade; suivant nous, s'il est certain que cette maladie, comme toutes les autres teignes, est due à l'action d'une toxine, nous ne considérons nullement comme démontré que cette toxine soit identique à celle de la séborrhée du cuir chevelu; on ne saura à quoi s'en tenir à cet égard que le jour où l'on sera arrivé à reproduire cette maladie chez l'homme par l'inoculation du parasite: jusque-là, l'on est dans l'hypothèse.

Parmi les champignons nocifs par leurs produits de sécrétion, il nous faut encore mentionner celui de l'actinomycose qui donne lieu à un ensemble symptomatique si caractéristique, ainsi que le champignon du pied de Madura, qu'a décrit récemment M. Legrain.

Toxines endogènes. — On doit en distinguer plusieurs catégories.

Elles peuvent provenir du fonctionnement des cellules de l'organisme; ce sont alors des produits normaux qui deviennent nocifs par leur production en quantité exagérée ou par leur altération sous l'influence, soit d'une prédisposition héréditaire ou acquise, soit d'une altération passagère ou durable du milieu interne que constituent les humeurs.

(1) Dans un fait que nous avons communiqué à l'assemblée générale de la Société de dermatologie, dans la session qu'elle a tenue à Lyon en 1894, l'éruption antipyrinique se localisait, chaque fois que la malade absorbait le médicament, dans les mêmes parties circonscrites et non symétriques de l'un des membres supérieurs et du visage.

Il est très probable que les érythèmes plus disséminés que provoquent les solanées reconnaissent ce même mode de production, car, tout en occupant la plus grande partie de la surface du corps, ils ne sont pas, au moins dans la très grande majorité des cas, généralisés à toute l'étendue du tégument externe, comme l'est l'exanthème morbilleux, et des régions entières se trouvent d'ordinaire épargnées, ce qui ne pourrait se concevoir dans l'hypothèse d'une action sur les centres bulbaires.

Cette altération peut être elle-même d'origine *extérieure*, *accidentelle*, ou *provoquée par un trouble dans une fonction organique*.

Parmi les toxines d'origine viscérale qui peuvent donner lieu à des dermatoses, nous citerons la *thyroïdine ;* d'autre part, chacun connaît le myxœdème dû à l'atrophie ou à l'ablation du corps thyroïde.

C'est sans doute également par l'intermédiaire de toxines que les *altérations des capsules surrénales* sont causes de *mélanodermie.*

La *ponte menstruelle* amène, d'après Charrin, une auto-intoxication qui se traduit par de l'*herpès*, de la *diarrhée* coïncidant avec des *céphalées* et des *éruptions chez les enfants allaités :* tous ces accidents cessent avec l'apparition des règles.

Il est probable que ce champ d'auto-toxines est destiné à s'agrandir.

La *résorption des produits d'excrétion en raison, soit de leur surabondance, soit d'obstacles à leur élimination et aussi de leurs altérations est fréquemment la cause d'auto-intoxications qui peuvent retentir sur le tégument externe :* il en est ainsi de la *bile* qui produit *l'ictère*, avec un *prurit intense* et un *prurigo* qui durent autant que la cholémie ; les maladies du *foie* et du *pancréas* peuvent engendrer une glycosurie qui donne lieu elle-même à du prurit génital et péri-génital, ainsi qu'à des éruptions dénommées par M. A. Fournier : *diabétides génitales ;* ces accidents sont dus à l'irritation directe du tégument par l'urine chargée de sucre et au terrain favorable que ce liquide offre aux microbes pathogènes. D'autre part, l'*irrigation du tégument externe par un sang surchargé de sucre est la cause de diverses altérations cutanées, dont les plus fréquentes sont les furoncles, les anthrax et les gangrènes ;* les microbes pathogènes que l'on trouve normalement à la surface de la peau deviennent plus actifs quand elle est sucrée : c'est ainsi que l'on favorise l'action des microbes pyogènes sur la peau d'un cobaye en injectant dans ses veines de l'eau sucrée (Charrin). *L'insuffisance de la sécrétion urinaire* est également cause d'affections cutanées : ce sont le plus souvent des *érythèmes ;* ils peuvent être *généralisés :* Barrs a vu, sous la même influence, se développer une *dermatite bulleuse.*

Ces mêmes lésions viscérales, celles du foie surtout, sont causes d'*hémorrhagies cutanées.* On connaît la fréquence du *purpura* dans les cirrhoses hépatiques ainsi que dans l'ictère grave : on sait qu'il n'est pas rare chez les brightiques. On a décrit également des purpuras spléniques : Charrin a bien montré que, *dans le mécanisme de ces purpuras, ce qui domine, c'est l'auto-intoxication.* On peut en rapprocher les hémorrhagies cutanées qui souvent se produisent dans le cours des pyrexies et particulièrement de la fièvre jaune, de la rougeole, de la scarlatine, de la variole, de la fièvre typhoïde. Charrin a établi, il a dix ans, que l'on peut provoquer le purpura chez un animal à peau glabre, tel que l'anguille, en lui injectant des toxines : elles modifient l'état des parois vasculaires ainsi que la constitution du sang, et elles troublent l'innervation vaso-motrice : d'où les hémorrhagies.

Les produits de sécrétion qui s'éliminent normalement par la peau, nous avons nommé la *sueur* et le *sébum*, peuvent s'altérer et devenir ainsi la cause directe ou indirecte d'altérations cutanées. Les éruptions sudorales se produisent, de préférence, dans les régions inguinales et axillaires, mais il n'est pas rare de les voir également affecter les parois thoraciques. Sur les avant-bras, aux pieds et en d'autres régions, elles consistent en des taches érythémateuses, des vésicules (sudamina), parfois de l'eczéma; elles prennent dans les régions axillaires et inguinales, le nom d'*intertrigo*. Il semble que la sueur normale, lorsqu'elle est sécrétée en quantité exagérée, suffise à amener ces éruptions; il faut tenir compte aussi des altérations secondaires qu'elle subit lorsqu'elle séjourne à la surface de la peau.

D'autres fois, le liquide est altéré et hypersécrété par suite d'une infection généralisée ; il en est ainsi dans la maladie dite *suette miliaire*.

La *séborrhée* s'accompagne souvent d'éruptions d'aspect très divers; il n'est pas certain qu'elle les provoque directement; il est plus probable qu'elle agit en formant un terrain favorable au développement de microbes qui deviennent pathogènes par les toxines qu'ils engendrent; les uns et les autres diffèrent suivant les régions où a lieu l'hypersécrétion et suivant les sujets; ainsi se produisent les affections dites *pityriasis capitis*, *eczémas séborrhéiques*, *acnés*, *urticaires*, *folliculites* et peut-être aussi le *pityriasis rubra pilaris*.

On a encore signalé l'*uricémie* comme cause de dermatoses ; il est avéré que, chez des goutteux, le liquide contenu dans des vésicules d'eczéma ou des bulles pemphigoïdes peut contenir de l'acide urique et qu'il peut en être de même de squames psoriasiques, mais on n'est pas en droit d'en conclure : *post hoc, ergo propter hoc;* il est possible que ces altérations cutanées renferment un excès d'acide urique comme tous les liquides de l'organisme, sans que cette altération humorale joue un rôle dans la genèse de ces dermatoses ; on peut invoquer en faveur de cette manière de voir la genèse commune de dermatoses tout à fait semblables en dehors de toute uricémie ; les seules altérations cutanées que l'on puisse en toute certitude rapporter à l'uricémie sont les ulcérations, le plus souvent torpides, parfois entourées d'une zone inflammatoire, que provoquent les *tophi*.

Tommasoli, confondant, dans une même famille, les kératodermites auto-toxiques et celles qui proviennent, soit de parasites, soit de dystrophies héréditaires, leur rattache, outre celles qui ont été précédemment énumérées, les callosités (?), la kératose pilaire, l'hyperkératose sous-unguéale, les parakératoses scutulaire et variegata d'Unna, l'akrokératose héréditaire, nos kératoses verruqueuses par hyperidrose, les lichens, les psoriasis, les dermatites exfoliatrices, le pityriasis rubra et l'ichtyose.

Toxines d'origine mixte. — Il nous reste à étudier l'action des *toxines d'origine microbienne:* elles peuvent, au point de vue de leur genèse, être considérées comme *mixtes* en ce sens que l'agent qui les provoque vient directement ou indirectement du dehors et qu'il fabrique ses matériaux toxiques à l'aide d'éléments qu'il trouve dans les cellules ou les liquides de l'organisme ainsi altérés secondairement. Les *microbes se comportent, à cet égard, comme les cellules vivantes de l'organisme*, et il est souvent fort difficile de déterminer la part qui revient aux uns et aux autres.

Il en est ainsi particulièrement pour les voies disgestives, en rapports incessants, par la cavité buccale, avec le milieu extérieur ; elles sont constamment envahies par de nombreuses et diverses colonies microbiennes qui y sécrètent des toxines.

M. Bouchard et ses élèves ont démontré que ces productions toxiniques se poursuivent dans toute l'étendue du tube digestif; diverses causes s'opposent normalement à une intoxication par ces substances. C'est ainsi que MM. Charrin et Lefèvre (1) ont reconnu que la pepsine rend les toxines peu actives. En outre, si on fait vivre des germes dans les toxines, ces toxines s'atténuent; or les germes sont nombreux dans l'intestin (2). D'autre part, les *cellules de la muqueuse jouent un rôle protecteur* que Charrin a bien mis en relief; non seulement, en effet, cet épithélium s'oppose, dans les conditions normales, à l'absorption des toxines, mais encore il se comporte envers elles, substances albuminoïdes, comme il le fait avec les protéines alimentaires, c'est-à-dire qu'il les transforme; il annihile ainsi leur pouvoir nocif; telle toxine, qui tue un animal à la dose d'un centimètre cube quand on l'injecte dans le sang, reste inoffensive à une dose quarante fois plus élevée quand on l'introduit dans l'iléon; si, après avoir lié une anse intestinale et l'avoir, par le curettage, dépouillée de son épithélium, on y introduit une toxine, l'intoxication survient plus rapidement et avec une intensité plus grande que si l'on a introduit le même poison dans une anse non ainsi dépourvue de sa barrière protectrice.

On conçoit qu'à l'état pathologique des résorptions toxiniques puissent se produire, soit par suite d'altération de l'épithélium protecteur, soit par le fait d'une augmentation dans le pouvoir toxique des produits fermentés.

Il n'est pas douteux que ces résorptions infectieuses ne puissent se produire déjà dans la cavité buccale ; il suffit, pour s'en convaincre, de regarder sa muqueuse dans le cours ou surtout sur le déclin d'une maladie infectieuse aiguë et pyrétique ; souvent, on la trouve desséchée, excoriée, recouverte de fuliginosités parfois très épaisses et fétides, surtout si, comme il arrive trop souvent, l'on n'a pas eu recours, pendant toute la durée de la maladie, à de minutieux nettoyages :

(1) CHARRIN et LEFÈVRE. *Soc. de Biologie*, 31 juillet 1897.

(2) CHARRIN, MANGIN, METCHNIKOFF. *Soc. de Biologie*, juin 1897.

les microbes abondant dans cette cavité, on conçoit que leurs produits toxiniques puissent, dans ces conditions, se résorber et donner lieu à des accidents ; c'est là, très vraisemblablement, l'une des causes prochaines auxquelles il faut rapporter les *éruptions pustuleuses disséminées* que l'on voit parfois, comme l'a bien vu le regretté Leloir, se développer à la fin de ces maladies (1).

Dans les altérations passagères ou durables de la muqueuse digestive, on peut voir de même les altérations destructives partielles de l'épithélium devenir la cause d'auto-intoxications ; il en est ainsi dans la dothiénentérie et l'on est en droit de rattacher ses *taches rosées* à une semblable cause, car on n'y rencontre pas, dans la grande majorité des cas, le bacille d'Eberth.

La *dilatation de l'estomac*, en amenant la formation et la stagnation, dans la cavité de ce viscère, de matières putrides susceptibles d'être résorbées, est une cause d'altérations cutanées : M. Bouchard a montré que cette cause peut être invoquée comme donnant lieu au développement d'*eczémas*, d'*urticaires* et d'*acnés ;* M. Barthélemy a mis plus particulièrement en relief la production de cette acné chez les jeunes sujets.

Suivant M. Hayem, *toute digestion défectueuse*, quelle qu'en soit la cause prochaine, *peut donner lieu à ces mêmes accidents d'auto-intoxication ;* il en est vraisemblablement de même des troubles de la digestion intestinale.

Il faudra aller plus loin et arriver à déterminer quelles sont exactement les dermatoses qu'engendrent les divers poisons produits dans le tube digestif, aux dépens des aliments ou des produits de sécrétion, soit par les cellules de l'épithélium des voies digestives ou de leurs annexes, soit par leurs ferments déviés dans leur action, soit par les microbes incessamment introduits par l'alimentation ; il est probable qu'une partie des érythèmes, des eczémas aigus ou chroniques et des dermatites bulleuses ne reconnaissent pas d'autre origine, mais la démonstration n'en est pas faite.

Il faut tenir grand compte, dans la production de ces auto-intoxications d'origine gastro-intestinale, du fonctionnement du foie : on doit, en effet, à Schiff, à H. Roger, à Heger, d'avoir établi que cet organe joue un rôle protecteur en ce sens qu'il arrête les toxines amenées par la veine porte, qu'il les emmagasine, les modifie et ne permet leur absorption qu'après qu'elles sont devenues inoffensives : on en a pour

(1) Un de nos malades, atteint de pneumonie adynamique, était en défervescence et la maladie paraissait terminée, quand, au bout de 24 heures, la fièvre reprit et l'on vit se développer, sur toute la surface cutanée, une éruption disséminée de vésico-pustules ; or, chez ce malade, la cavité buccale était dans un état déplorable : il semble bien s'être produit là une auto-intoxication d'origine buccale ; elle s'est terminée par la mort.

témoins les troubles graves qui se produisent chaque fois que le parenchyme hépatique est profondément altéré : c'est ainsi que l'on peut s'expliquer les purpuras de l'ictère grave et de la cirrhose.

Nous venons de voir que les toxines des voies digestives paraissent se produire surtout aux dépens des aliments ingérés, et que leur origine peut être le plus souvent considérée comme mixte.

Il en est de même de celles qui sont engendrées par les microbes immigrés dans nos tissus, avec cette différence que ceux-ci les fabriquent aux dépens du protoplasma cellulaire et des humeurs.

On doit à Bouchard et à Charrin d'avoir établi, il y a plus de 10 ans, que les toxines produites par les microbes ont la même action pathogénétique que ces microbes eux-mêmes: ils en ont donné la démonstration pour la maladie pyocyanique.

Depuis lors, l'exactitude de cette proposition a été reconnue pour divers autres agents, en tête desquels nous citerons les bacilles de la tuberculose et de la morve.

Dans ces dernières années, les expériences faites avec la tuberculine et la malléine, ainsi que l'emploi thérapeutique des sérums antidiphtéritiques, ont montré que ces substances ont une action pathogénétique.

Pour ce qui est de la tuberculine, nous l'avons vue donner lieu à des rash qui sont le plus souvent *scarlatiniformes*, mais peuvent aussi reconnaître le *caractère morbilliforme*, *ortié*, *hémorrhagique*, ou même, comme nous l'avons constaté chez un de nos malades, *pustuleux* (1). Schweninger a vu son inoculation amener le développement d'un *lichen scrofulosorum:* c'est là un des arguments que nous avons invoqués, au congrès de Londres, en faveur de la manière de voir suivant laquelle cette éruption est provoquée par des toxines émanées d'un foyer microbien distant.

Il doit nécessairement en être de la sorte pour la tuberculose comme pour toutes les maladies infectieuses dont les toxines sont susceptibles de passer dans la circulation et d'aller ainsi agir à distance ; étant donné que l'action purement *mécanique* des bacilles peut être considérée comme d'importance tout à fait secondaire au point de vue pathogénétique, sauf peut-être pour le charbon, et qu'ils agissent presque exclusivement par l'action nocive des toxines qu'ils sécrètent, on conçoit que leur action puisse se faire sentir, non seulement dans les foyers où ils s'accumulent, mais aussi loin d'eux.

Si l'on examine, dans leur ensemble, les dermatoses liées à l'action de toxines microbiennes, on peut en distinguer diverses catégories.

Les unes restent limitées au voisinage immédiat du foyer micro-

(1) H. Hallopeau. Sur l'emploi thérapeutique de la lymphe de Koch. *Bull. de la Société française de Dermatologie*, 1890.

bien : telles sont, en première ligne, celles du chancre simple, des condylomes, du molluscum contagiosum, des acnés, des folliculites pustuleuses, du furoncle, des tuberculoses localisées, etc.

D'autres peuvent s'étendre excentriquement : c'est ainsi que la tuberculine peut donner lieu à la production du lichen scrofulosorum autour des foyers lupiques.

Les staphylocoques se multiplient et, par l'action de leurs toxines, donnent lieu à des *suppurations* dont les localisations peuvent être très variées.

Les *streptocoques* ont une tendance toute particulière à se propager de proche en proche et à produire, par leurs toxines, des phlegmasies de caractères spéciaux : la plus commune est l'*érysipèle.*

D'autres microbes, après s'être primitivement localisés, donnent lieu secondairement à des phénomènes d'infection qui peuvent eux-mêmes rester localisés ou se généraliser ; on n'y retrouve pas le microbe pathogène : ils sont donc liés à la résorption de toxines.

C'est ainsi que, dans la *diphtérie*, on peut voir survenir des *éruptions érythémateuses* qu'il est difficile de différencier des éruptions liées au sérum chez les sujets traités par la méthode de Behring et Roux.

Dans la *blennorrhagie*, les dermatoses liées à l'action des toxines gonococciques peuvent, comme l'a bien établi M. Besnier, être *érythémateuses ;* elles simulent l'érythème provoqué par le copahu et il est impossible de les en distinguer quand les malades ont été traités par ce balsamique (1).

Vidal et M. Jeanselme ont en outre reconnu récemment que cette infection peut amener secondairement la *formation d'élevures cornées très considérables* qui ont pour sièges de prédilection les orteils et la plante des pieds ; elles sont disposées symétriquement et elles surviennent consécutivement à des arthropathies ; il est impossible, jusqu'ici, de savoir si elles sont dues à l'action directe des toxines gonococciques sur le tégument ou si elles ne se produisent, comme le pense M. Jeanselme, que par l'intermédiaire de la moelle.

Selon toute vraisemblance, les *poussées érysipélatoïdes* que l'on voit parfois se produire chez les *mycosiques* sont dues également à l'action de toxines émanées des foyers morbides, mais, aussi longtemps que l'on ne connaîtra par la cause prochaine de cette maladie, on ne pourra formuler à cet égard que des hypothèses.

(1) Ces toxines de la blennorrhagie n'ont pas, jusqu'ici, été isolées, mais on est en droit de les admettre exclusivement, d'après la loi que nous venons de formuler, chaque fois que, dans une manifestation de cette maladie, la recherche de son microbe et des pyogènes associés donne des résultats négatifs ; l'hypothèse d'une autre forme microbienne non encore déterminée est en effet bien peu vraisemblable.

Nous avons cité déjà les *taches rosées* de la dothiénentérie; il faut en rapprocher les *érythèmes* que l'on voit parfois survenir chez les enfants atteints de *coli-bacillose*.

Les éruptions diverses que l'on observe dans *la période de réaction du choléra* doivent être encore,avec une grande probabilité, rapportées à des infections secondaires dont il faut chercher le point de départ dans la multiplication intra-intestinale du bacille virgule.

Il est enfin des *éruptions généralisées* que l'on peut, sans en avoir la preuve directe, considérer comme très vraisemblablement dues à l'action de toxines : telles sont, en premier lieu, celles des *fièvres exanthématiques ;* les conditions dans lesquelles elles évoluent et se transmettent montrent que leurs agents infectieux existent, selon toute vraisemblance, en quantités innombrables dans les téguments, mais il est impossible de déterminer si les toxines n'agissent en pareil cas qu'au voisinage des agents infectieux ou si elles peuvent être transportées et devenir pathogènes à distance.

De même l'insuffisance de nos connaissances en bactériologie et en chimie biologique ne permet pas, jusqu'ici, de déterminer quel est le rôle des toxines dans la genèse des éruptions eczémateuses, dans le *psoriasis*, dans *certaines gangrènes disséminées* (1), dans l'*acrodynie*, dans les *dermatites herpétiformes*, dans les *pemphigus:* les phénomènes d'infection que nous avons à plusieurs reprises signalés dans ces dernières maladies, ainsi que l'éosinophilie constatée à un haut degré par Kaposi et par Leredde dans l'une d'elles, rendent bien vraisemblable leur nature toxinique.

Ajoutons que *nos internes en pharmacie, MM. Tête* (2) *et Vadame, ont trouvé, dans l'urine de plusieurs de nos malades atteints de dermatite herpétiforme, au moment des poussées éruptives, un alcaloïde dont nous avons vu l'inoculation à un cobaye donner lieu à des altérations cutanées.*

Il *nous reste à signaler les infections que peuvent engendrer, par leurs toxines, des éruptions appartenant à la fois aux diverses catégories qui viennent d'être passées en revue.*

Il en est ainsi, au premier chef, de la *tuberculose : ses toxines peuvent donner lieu, dans le voisinage immédiat de ses nodules, à diverses altérations cutanées* dont les caractères varient suivant l'activité du contage, et aussi suivant le mode de réaction du sujet ; ainsi se développent, soit les *tuberculoses vulgaires de la peau,* soit *les différentes formes de lupus*, soit *certaines folliculites.*

Les mêmes toxines peuvent *pénétrer* dans la *circulation locale*

(1) HALLOPEAU et LE DAMANY. Sur un cas d'altérations gangréneuses et nécrotiques unilatérales de l'extrémité céphalique. *Soc. fr. de dermatologie*, 1894.

(2) HALLOPEAU et TÊTE. *Bulletin de l'Association française pour l'avancement des sciences.* Congrès de Caen, 1893.

et devenir ainsi la cause de ces *lymphangites ascendantes ulcéreuses* dont nous avons démontré, avec Goupil et Jeanselme, la nature tuberculeuse; *elles peuvent être transportées plus loin et se traduire par les diverses altérations que nous avons rattachées à la tuberculose cutanée :* telles sont les affections connues sous les noms de *folliclis* (Barthélemy), de *lichen scrofulosorum*, d'*acné cachectique*, d'*acné des scrofuleux*, de *folliculites en placards à progression excentrique* avec ou sans *éruptions pemphigoïdes*, *et de dermatoses papulo-érythémateuses, qui diffèrent des précédentes par l'absence complète de suppurations folliculaires* (1).

Il est probable que d'autres dermatoses, particulièrement des *érythèmes disséminés*, et peut-être aussi, d'après une de nos observations toute récente et encore inédite, *des éruptions d'urticaire perstans*, peuvent également se produire sous l'influence de toxines tuberculeuses.

Nous avons essayé antérieurement de démontrer que les *poussées disséminées aiguës du lupus érythémateux* supposent nécessairement l'intervention de toxines émanées d'une forme encore inconnue de tuberculose (2).

On doit, au point de vue toxinique, rapprocher de la tuberculose le *farcin* et la *lèpre*.

La *malléine*, chez les animaux morveux, donne lieu localement à une *tuméfaction volumineuse*, avec *traînées* de *lymphangite* et une *augmentation de la température locale*, et, d'autre part, on *observe, dans les poussées aiguës de farcinose, des inflammations érysipélatoïdes ;* dans la *lèpre*, on voit assez fréquemment se produire de même des *poussées érysipélatoïdes :* les toxines doivent vraisemblablement jouer le premier rôle dans leur production.

Pour ce qui est de la syphilis, on peut soupçonner des phénomènes analogues, sans rien préciser jusqu'à la découverte du microbe pathogène.

Conclusions générales. — Il résulte de cet exposé que les *toxines jouent un rôle prédominant dans la genèse des dermatoses ;* seuls, les traumatismes, les troubles de l'innervation tropho-névrotique et les dystrophies héréditaires peuvent donner lieu, en dehors d'elles, à des altérations cutanées ; il faut même les faire intervenir dans la production de certaines éruptions d'origine héréditaire et diathésique, car, selon toute vraisemblance, ces éruptions sont liées à des troubles nutritifs qui aboutissent à la formation de produits nocifs et agissent par leur intermédiaire.

Cette notion constitue un grand progrès pour la dermatologie,

(1) H. Hallopeau. *Congrès de Londres*, 1896. — H. Hallopeau et Laffitte. *Bulletin de la Société française de dermatologie*, juillet 1897.

(2) H. Hallopeau. *Congrès de Londres* 1896, et *Revue de la tuberculose*, 1897.

car elle permet de concevoir quelle est la cause prochaine de la plupart des éruptions et elle jette ainsi un jour tout nouveau sur leur pathogénie.

Il ne faut pas se dissimuler cependant qu'il reste beaucoup à faire et qu'il y a encore une part d'hypothèse dans plusieurs des propositions que nous avons formulées : pour arriver, dans ces difficiles questions, à la précision scientifique, c'est surtout à nos collaborateurs les chimistes qu'il appartiendra, en même temps qu'aux expérimentateurs, d'aller plus avant dans la connaissance de ces toxines pathogènes ; le jour est loin encore où l'on pourra dire : tel microbe engendre tel produit chimique nettement déterminé et, par son intermédiaire, telle dermatose.

Peut-être de nouveaux modes d'investigation devront-ils être mis en œuvre pour arriver à ce résultat ; mais nous ne doutons pas que l'on n'y parvienne tôt ou tard et que l'on ne complète ainsi la conquête des vérités entrevues aujourd'hui.

IMPRIMERIE LEMALE ET Cie, HAVRE

www.ingramcontent.com/pod-product-compliance
Ingram Content Group UK Ltd.
Pitfield, Milton Keynes, MK11 3LW, UK
UKHW020455220726
13923UKWH00006B/2558

9 782019 269548